Shiyan Shengli Kexue
Shiyan Baogaoben

实验生理科学实验报告本

中山医学院实验生理科学实验室 编

姓　名 _____
学　号 _____
年　级 _____
班　别 _____
专　业 _____

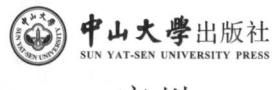

中山大学出版社

·广州·

版权所有　翻印必究

图书在版编目（CIP）数据

实验生理科学实验报告本/中山医学院实验生理科学实验室编.—广州：中山大学出版社，2017.1

ISBN 978-7-306-05944-4

Ⅰ.①实… Ⅱ.①中… ②实… Ⅲ.①生理实验—实验报告—高等学校—教学参考资料 Ⅳ.①R33-33

中国版本图书馆 CIP 数据核字（2016）第 317438 号

Shiyan Shengli Kexue Shiyan Baogaoben

出 版 人：王天琪
策划编辑：周建华　刘爱萍
责任编辑：刘爱萍
封面设计：林绵华
责任校对：徐平华
责任技编：靳晓虹
出版发行：中山大学出版社
电　　话：编辑部电话（020）84111996，84113349，84111997，84110779
发行部电话（020）84111998，84111981，84111160
地　　址：广州市新港西路135号
邮　　编：510275　传　真：（020）84036565
网　　址：http://www.zsup.com.cn　E-mail：zdcbs@mail.sysu.edu.cn
印 刷 者：佛山市浩文彩色印刷有限公司
规　　格：787mm×1092mm　1/16　5印张　115千字
版次印次：2017年1月第1版　2025年3月第7次印刷
定　　价：18.00元

如发现本书因印装质量影响阅读，请与出版社发行部联系调换

实验评分汇总

实验序号	实验名称	评分：（教师填写）
实验 1	制备神经－肌肉标本并观察刺激对骨骼肌收缩的影响	
实验 2	神经干动作电位阈强度、传导速度及不应期的测定	
实验 3	1. 蛙心兴奋性变化及起搏点确定；2. 人体血压和心电图测定	
实验 4	呼吸运动的调节	
实验 5	家兔动脉血压的神经－体液调节	
实验 6	影响尿生成的因素	
实验 7	传出神经系统药物对家兔血压的影响	
实验 8	链霉素的神经－肌肉阻滞作用及解救	
实验 9	氯丙嗪对小鼠体温调节的影响	
实验 10	戊巴比妥钠对小鼠催眠作用的半数有效量（ED_{50}）的测定	
实验 11	有机磷酸酯类的急性中毒及解救	
实验 12	磺胺嘧啶钠（SD-Na）药代动力学参数的测定	
实验 13	家兔失血性休克及其实验性治疗	
实验 14	家兔实验性气胸	
实验 15	氨在肝性脑病发病机制中的作用	
实验 16	探索性实验之家兔手术操作	
实验 17	探索性实验之小鼠手术操作及标本收集	
实验 18	探索家兔高钾血症对心电活动的影响及抢救措施	
实验 19	人体机能实验及虚拟仿真实验的探索	
总　评		

注意：实验结束后，带教老师须把实验分数填写在评分栏！

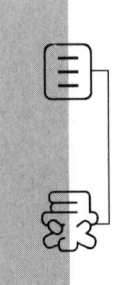

一 生理学实验

实验一 制备神经-肌肉标本并观察刺激对骨骼肌收缩的影响 …… 2
  (一) 蛙坐骨神经-腓肠肌标本的制备 ………………………… 2
  (二) 刺激频率对蛙骨骼肌收缩的影响 ……………………… 4
实验二 神经干动作电位阈强度、传导速度及不应期
    的测定 ………………………………………………………… 7
实验三 生理因素对心血管活动的影响 ………………………………… 10
  (一) 期前收缩与代偿间歇 ………………………………………… 10
  (二) 蛙心起搏点的确定 ………………………………………… 13
  (三) 人体动脉血压测定及体位和运动对血压的影响 ………… 16
  (四) 人体安静和运动时心电图的测量 ………………………… 19
实验四 呼吸运动的调节 ………………………………………………… 22
实验五 家兔动脉血压的神经-体液调节 ……………………………… 25
实验六 影响尿生成的因素 ……………………………………………… 28

二 综合性实验与拓展实验

实验七 传出神经系统药物对家兔血压的影响 ………………………… 32
实验八 链霉素的神经-肌肉阻滞作用及解救 ………………………… 35
实验九 氯丙嗪对小鼠体温调节的影响 ………………………………… 37
实验十 戊巴比妥钠对小鼠催眠作用的半数有效量(ED_{50})的测定 …… 40
实验十一 有机磷酸酯类的急性中毒及解救 …………………………… 43
实验十二 磺胺嘧啶钠药(SD-Na)药代动力学参数的测定 ………… 46
实验十三 家兔失血性休克及其实验性治疗 …………………………… 49
实验十四 家兔实验性气胸 ……………………………………………… 52
实验十五 氨在肝性脑病发病机制中的作用 …………………………… 55

三 探索性实验

实验十六 探索性实验之家兔手术操作 ………………………………… 59
实验十七 探索性实验之小鼠手术操作及标本收集 …………………… 61
实验十八 探索家兔高钾血症对心电活动的影响及抢救措施 ………… 63
实验十九 人体机能实验及虚拟仿真实验的探索 ……………………… 66
  (一) 刺激强度对人体肌肉收缩的影响 ………………………… 66
  (二) 刺激频率对人体肌肉收缩的影响 ………………………… 69
  (三) 运动对人体血压和心率的影响 …………………………… 72

一

生理学实验

实验一　制备神经－肌肉标本并观察刺激对骨骼肌收缩的影响

（一）蛙坐骨神经－腓肠肌标本的制备

> **重点与难点**

辨明坐骨神经的走向，掌握关键部位股二头肌与半膜肌之间的坐骨神经段的分离。

> **注意事项**

（1）脑和脊髓破坏要彻底。
（2）操作过程中勿过度牵拉、压夹、损伤坐骨神经。
（3）标本要保留一段长约1cm的股骨。
（4）滴加任氏液保持神经与肌肉的湿润。

【实验目的】

【实验对象】
蛙
【实验步骤】

【实验结果】（绘制标本图并简要描述）

评　　分：_____
评分日期：_____
带教老师签名：_____

（二）刺激频率对蛙骨骼肌收缩的影响

➢ 重点与难点

（1）尽量不要损伤坐骨神经，完成兴奋性高的标本。
（2）标本要保留一段股骨。

➢ 注意事项

每两次操作之间要间隔半分钟，并滴加任氏液湿润标本。

【实验目的】

【实验对象】
蛙

【实验步骤】

【实验结果】（粘贴图片并简要描述）

【讨论】

【结论】

评　分：＿＿＿＿＿＿＿＿＿
评分日期：＿＿＿＿＿＿＿＿＿
带教老师签名：＿＿＿＿＿＿＿＿＿

实验二　神经干动作电位阈强度、传导速度及不应期的测定

> **重点与难点**

尽量不要损伤坐骨神经，制备一个标准的兴奋性高的坐骨神经干标本。

> **注意事项**

(1) 神经干要尽量分离干净，去掉粘附的结缔组织。
(2) 掌握刺激参数的设置：阈强度用强度增幅、程控；不应期用间隔递减、程控。
(3) 屏蔽50Hz交流电的干扰并适当使用滤波，使动作电位曲线平滑。

【实验目的】

【实验对象】
蛙
【实验步骤】

【实验结果】

【讨论】

【结论】

评　　分：＿＿＿＿＿＿＿＿＿＿
评分日期：＿＿＿＿＿＿＿＿＿＿
带教老师签名：＿＿＿＿＿＿＿＿＿＿

实验三 生理因素对心血管活动的影响

（一）期前收缩与代偿间歇

> **重点与难点**

剪开心包膜时要注意勿损伤蛙心。

> **注意事项**

(1) 破坏脑和脊髓要彻底。
(2) 手术创口不要太大，以免影响蛙心的正常跳动。
(3) 注意刺激电极与蛙心的接触应良好。
(4) 蛙心与张力换能器要垂直且两者的距离以 15cm 为宜，松紧适度。

【实验目的】

【实验对象】
蛙
【实验步骤】

【实验结果】

【讨论】

【结论】

评　　分：_____
评分日期：_____
带教老师签名：_____

（二） 蛙心起搏点的确定

➤ 重点与难点

注意辨别静脉窦、窦房沟、房室沟，分清楚结扎各个部位的顺序。

➤ 注意事项

结扎后如果心室或心房停搏，可用玻璃分针机械刺激，促进复跳。

【实验目的】

【实验对象】
蛙

【实验步骤】

【实验结果】

【讨论】

【结论】

评　　分：＿＿＿＿＿＿＿＿＿＿
评分日期：＿＿＿＿＿＿＿＿＿＿
带教老师签名：＿＿＿＿＿＿＿＿＿＿

（三）人体动脉血压测定及体位和运动对血压的影响

➢ 重点与难点

（1）间接测定人体动脉血压的原理和方法。
（2）体位及运动对动脉血压的影响。

➢ 注意事项

（1）袖带要松紧适宜，并与心脏在同一水平。
（2）受试者测量过程中保持安静、放松。
（3）发现血压超出正常范围时，应让受试者休息 10 分钟后复测。

【实验目的】

【实验对象】

【实验步骤】

【实验结果】

【讨论】

【结论】

评　分：＿＿＿＿＿＿＿＿＿
评分日期：＿＿＿＿＿＿＿＿＿
带教老师签名：＿＿＿＿＿＿＿＿＿

（四）人体安静和运动时心电图的测量

➢ 重点与难点

（1）辨认人体体表正常心电图的波形。
（2）分析运动时心电图的变化情况。

➢ 注意事项

（1）安放电极前先用酒精棉球擦拭相应部位皮肤。
（2）注意正确连接导联线。

【实验目的】

【实验对象】

【实验步骤】

【实验结果】

【讨论】

【结论】

评　　分：_____
评分日期：_____
带教老师签名：_____

实验四　呼吸运动的调节

➢ 重点与难点

（1）把握麻醉深度。
（2）分离气管并插管。
（3）辨别与分离迷走神经。

➢ 注意事项

（1）气管切开后家兔如果出现窒息，应立即清理气道内血凝块。
（2）手术操作时多用钝性分离，尽量减少出血。
（3）气管插管侧管应夹闭约1/2，以确保波形幅度适中，便于观察。
（4）采用连续单刺激刺激迷走神经。

【实验目的】

【实验对象】
家兔
【实验步骤】

【实验结果】

【讨论】

【结论】

评　　分：＿＿＿＿＿＿＿＿＿
评分日期：＿＿＿＿＿＿＿＿＿
带教老师签名：＿＿＿＿＿＿＿＿＿

实验五　家兔动脉血压的神经-体液调节

➤ 重点与难点

（1）分离减压神经。
（2）颈总动脉的分离与动脉插管。
（3）压力换能器、三通管的使用。

➤ 注意事项

（1）麻醉深浅的把握，避免家兔因过度麻醉死亡。
（2）尽量保护耳缘静脉，如双侧都被破坏，可考虑颈外静脉插管。
（3）第一时间分离减压神经，然后分离迷走神经、颈总动脉等。
（4）切勿擅自拆开压力换能器。插管前检查压力换能器是否漏液，如果发现进血或漏液，必须马上报告技术室的老师做更换处理。

【实验目的】

【实验对象】
家兔
【实验步骤】

【实验结果】

【讨论】

【结论】

评　　分：＿＿＿＿＿＿＿＿
评分日期：＿＿＿＿＿＿＿＿
带教老师签名：＿＿＿＿＿＿＿＿

实验六　影响尿生成的因素

➢ **重点与难点**

（1）双侧输尿管的分离与输尿管插管。
（2）建立静脉输液通道，确保通道稳定通畅。
（3）颈总动脉的分离与动脉插管。

➢ **注意事项**

（1）静脉输液通道的建立是此实验成功的关键，此项必须第一时间完成。
（2）输尿管必须游离干净，插管时要甄别清楚，勿插进内膜腔夹层。
（3）腹部手术创口不能太大。
（4）如双侧耳缘静脉均被破坏，可考虑作颈外静脉插管。

【实验目的】

【实验对象】
家兔
【实验步骤】

【实验结果】

【讨论】

【结论】

评　　分：＿＿＿＿＿＿＿＿＿＿
评分日期：＿＿＿＿＿＿＿＿＿＿
带教老师签名：＿＿＿＿＿＿＿＿＿＿

二

综合性实验与拓展实验

实验七 传出神经系统药物对家兔血压的影响

➤ 重点与难点

（1）颈总动脉的分离和插管。
（2）耳缘静脉麻醉及给药。

➤ 注意事项

（1）耳缘静脉留置针保持通畅，颈总动脉插管顺利是开展本实验的关键。
（2）每次给药后必须推注适量的生理盐水。
（3）尽量保护耳缘静脉，如耳缘静脉被破坏可考虑作颈外静脉插管。
（4）动脉插管前检查压力换能器是否漏液

【实验目的】

【实验对象】
家兔
【实验步骤】

【实验结果】

【讨论】

【结论】

评　　分：＿＿＿＿＿＿＿＿＿＿
评分日期：＿＿＿＿＿＿＿＿＿＿
带教老师签名：＿＿＿＿＿＿＿＿＿＿

实验八　链霉素的神经-肌肉阻滞作用及解救

➢ 重点与难点

（1）小鼠的捉拿方法。
（2）小鼠腹腔注射的操作方法。
（3）小鼠中毒症状判断和解救时间的把握。

➢ 注意事项

（1）解救药物需提前备好，小鼠症状明显时及时解救。
（2）如被小鼠咬伤，应立即用清水冲洗，并用碘酒消毒。
（3）氯化钙溶液应缓慢注射，以免导致高钙惊厥。

【实验目的】

【实验对象】
小鼠
【实验步骤】

【实验结果】

动物编号	体重(g)	处理因素					观察指标								
		药物a	剂量	药物b	剂量	用药前			注射链霉素后			注射解救药物后		
						呼吸节律	四肢肌张力	翻正反射	呼吸节律	四肢肌张力	翻正反射	呼吸节律	四肢肌张力	翻正反射
①		链霉素		生理盐水										
②		链霉素		生理盐水										
③		链霉素		氯化钙										
④		链霉素		氯化钙										
⑤		链霉素		新斯的明										
⑥		链霉素		新斯的明										

【讨论】

【结论】

评　　分：_____
评分日期：_____
带教老师签名：_____

实验九　氯丙嗪对小鼠体温调节的影响

> **重点与难点**

（1）小鼠的捉拿方法。
（2）小鼠腹腔注射的操作方法。
（3）小鼠肛温的测定方法。

> **注意事项**

（1）测定小鼠肛温时，体温计每次插入深度要保持一致。
（2）如被小鼠咬伤，可先清水冲洗，然后碘酒消毒。

【实验目的】

【实验对象】
小鼠
【实验步骤】

【实验结果】

【讨论】

【结论】

评　　分：＿＿＿＿＿＿＿＿＿
评分日期：＿＿＿＿＿＿＿＿＿
带教老师签名：＿＿＿＿＿＿＿＿＿

实验十　戊巴比妥钠对小鼠催眠作用的半数有效量（ED_{50}）的测定

> **重点与难点**

(1) 小鼠的捉拿方法。
(2) 小鼠腹腔注射的操作方法。
(3) 小鼠翻正反射的观察。

> **注意事项**

(1) 本实验为定量实验，注射剂量必须准确。
(2) 不可过多地翻动小鼠，勿大声喧哗，以免影响小鼠的睡眠。
(3) 可加练小鼠灌胃、取血与尾静脉注射等操作。
(4) 如被小鼠咬伤，可先清水冲洗，然后碘酒消毒。

【实验目的】

【实验对象】
小鼠
【实验步骤】

【实验结果】（贴图区）

动物分组	剂量（mg/kg）	动物数	睡眠动物数	睡眠发生率 $\left(\dfrac{睡眠动物数}{动物数}\right) \times 100\%$
1				
2				
3				
4				
5				

计 算：

1. 半数有效量（ED_{50}）=

2. 95% 可信区间（95% CI）=

【讨论】

【结论】

评　　分：＿＿＿＿＿＿＿＿＿
评分日期：＿＿＿＿＿＿＿＿＿
带教老师签名：＿＿＿＿＿＿＿＿＿

实验十一　有机磷酸酯类的急性中毒及解救

➢ **重点与难点**

（1）家兔耳缘静脉注射。
（2）家兔有机磷酸酯类中毒症状的观察。

➢ **注意事项**

（1）注射时要将家兔固定好，药液不要外漏。
（2）有机磷酸酯可以通过皮肤吸收，手接触后应立刻清水冲洗。
（3）密切观察家兔的中毒反应，及时抢救。
（4）若耳缘静脉注射失败，立即改腹腔注射。

【实验目的】

【实验对象】
家兔
【实验步骤】

【实验结果】

【讨论】

【结论】

评　　分：_____
评分日期：_____
带教老师签名：_____

实验十二　磺胺嘧啶钠（SD-Na）药代动力学参数的测定

> **重点与难点**

（1）颈总动脉的分离和插管。
（2）离心机与分光光度计的使用。

> **注意事项**

（1）静脉注射 SD-Na 时，剂量要准确，药液全部注入后即计时。
（2）本实验用肝素体内抗凝，每次采血前须把动脉插管内残血放掉，确保实验结果的准确性。
（3）熟悉加样器的使用，吸取药液要准确，加试剂必须严格按顺序进行。
（4）本实验有强碱试剂，小心被灼伤。

【实验目的】

【实验对象】
家兔
【实验步骤】

【实验结果】（贴图区）

采血时间（min）(X)	血药浓度（mg/L）	对数浓度 lg（mg/L）(Y)
0		
5		
10		
20		
30		
60		
80		

（1）直线回归计算：

a =　　　　　　　　b =　　　　　　　　r =

（2）药代动力学计算：

【讨论】

【结论】

评　　分：_____
评分日期：_____
带教老师签名：_____

实验十三　家兔失血性休克及其实验性治疗

➢ 重点与难点

1. 家兔耳缘静脉麻醉。
2. 分离颈外静脉并插管。
3. 分离颈总动脉并插管。

【实验目的】

【实验对象】
家兔

【实验步骤】

【实验结果】

【讨论】

【结论】

评　　分：_____
评分日期：_____
带教老师签名：_____

实验十四　家兔实验性气胸

➤ **重点与难点**

1. 气管的分离与插管。
2. 胸膜腔的穿刺。

➤ **注意事项**

1. 麻醉可采取静脉半量麻醉（每只家兔注射量约 4ml）与局麻相结合。
2. 进针选择家兔右侧胸部，针头垂直胸壁刺入约 0.5cm。

【实验目的】

【实验对象】
家兔
【实验步骤】

【实验结果】(贴图区)

【讨论】

【结论】

评　　分：_____
评分日期：_____
带教老师签名：_____

实验十五　氨在肝性脑病发病机制中的作用

➤ 重点与难点

（1）辨别找出镰状韧带与肝尾状叶。
（2）十二指肠荷包缝合固定导管。

➤ 注意事项

（1）麻醉可采取静脉半量麻醉（每只家兔注射 20% 乌拉坦溶液 4ml）与局麻相结合。
（2）切断镰状韧带时要小心，勿损伤其后方的下腔静脉。
（3）结扎肝叶时松紧适中，结扎线应结扎于肝叶根部。

【实验目的】

【实验对象】
家兔
【实验步骤】

【实验结果】

组别		出现痉挛时间（min）	总给药量（mL）	每千克体重给药量（mL/kg）
实验组	1			
	2			
	3			
	平均			
对照组	1			
	2			
	3			
	平均			

【讨论】

【结论】

评　　分：_____
评分日期：_____
带教老师签名：_____

三
探索性实验

实验十六　探索性实验之家兔手术操作

> **重点与难点**

（1）家兔耳缘静脉麻醉。
（2）颈外静脉插管。
（3）气管插管。
（4）颈总动脉插管。
（5）输尿管插管。

【实验目的】

【实验对象】
家兔
【实验步骤】

➢ **注意事项**

评　　分：_____

评分日期：_____

带教老师签名：_____

实验十七　探索性实验之小鼠手术操作及标本收集

> **重点与难点**

（1）小鼠的捉拿。
（2）小鼠腹腔注射。
（3）小鼠灌胃。
（4）小鼠尾静脉注射。
（5）小鼠眼眶取血。
（6）小鼠各个器官的辨认及取材。

【实验目的】

【实验对象】
小鼠
【实验步骤】

➢ **注意事项**

评　　分：＿＿＿＿＿＿＿＿＿
评分日期：＿＿＿＿＿＿＿＿＿
带教老师签名：＿＿＿＿＿＿＿

实验十八 探索家兔高钾血症对心电活动的影响及抢救措施

> **重点与难点**

(1) 家兔心电图的描记及分析。
(2) 颈动脉插管、采血及血清的分离取样(离心取上清液不能少于200μl)。
(3) 血钾的测定。

【实验目的】

【实验对象】
家兔

【实验步骤】

【实验结果】

【讨论】

【结论】

评　　分：＿＿＿＿＿＿＿＿＿＿＿＿＿＿＿＿
评分日期：＿＿＿＿＿＿＿＿＿＿＿＿＿＿＿＿
带教老师签名：＿＿＿＿＿＿＿＿＿＿＿＿＿＿＿＿

实验十九　人体机能实验及虚拟仿真实验的探索

（一）刺激强度对人体肌肉收缩的影响

➤ <u>重点与难点</u>

（1）HPS-103 人体生理实验系统的使用。
（2）肌肉刺激点位置的确定。

【实验目的】

【实验对象】

【实验步骤】

【实验结果】

【讨论】

【结论】

评　　分：＿＿＿＿＿＿＿＿＿
评分日期：＿＿＿＿＿＿＿＿＿
带教老师签名：＿＿＿＿＿＿＿＿＿

（二）刺激频率对人体肌肉收缩的影响

➢ 重点与难点

（1）HPS-103 人体生理实验系统的使用。
（2）肌肉刺激点位置的确定。

【实验目的】

【实验对象】

【实验步骤】

【实验结果】

【讨论】

【结论】

评　　分：_____
评分日期：_____
带教老师签名：_____

（三）运动对人体血压和心率的影响

> **重点与难点**

（1）HPS – 103 人体生理实验系统的使用。
（2）连续血压测定仪的佩戴。

【实验目的】

【实验对象】

【实验步骤】

【实验结果】

【讨论】

【结论】

评　　分：＿＿＿＿＿＿＿＿＿＿

评分日期：＿＿＿＿＿＿＿＿＿＿

带教老师签名：＿＿＿＿＿＿＿＿＿＿